AF329340

MÉTHODE

A L'USAGE

DES MÈRES DE FAMILLE,

POUR DIRIGER CONVENABLEMENT

LA SECONDE DENTITION,

ET

RÈGLES D'HYGIÈNE

PROPRES A LA CONSERVATION DES DENTS,

PAR

E. COLLIN FILS,

MÉDECIN-DENTISTE, MEMBRE TITULAIRE DE LA SOCIÉTÉ NATIONALE
DE MÉDECINE DE MARSEILLE,

MEMBRE CORRESPONDANT DE L'ACADÉMIE DE L'ENSEIGNEMENT DE PARIS.

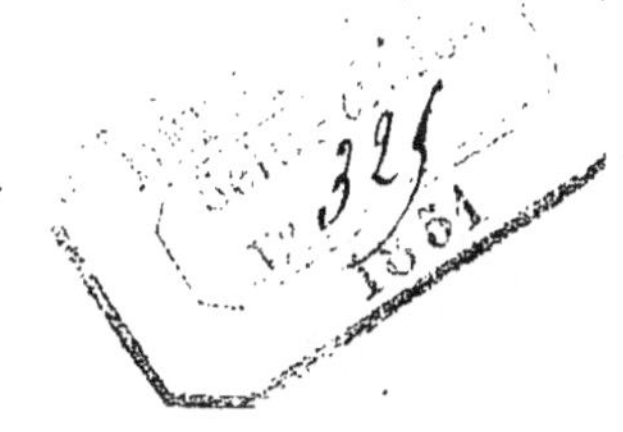

PARIS,

A LA LIBRAIRIE DE VICTOR MASSON,

PLACE DE L'ÉCOLE-DE-MÉDECINE, 4.

1851.

MÉTHODE

A L'USAGE DES MÈRES DE FAMILLE,

POUR DIRIGER

LA SECONDE DENTITION.

PRÉFACE.

Notre but, en publiant cet opuscule, a été de faire connaître aux mères de famille les règles qu'elles doivent suivre pour diriger convenablement la seconde dentition. Nous nous sommes donc attaché à présenter la question clairement et à réfuter les erreurs qui font commettre tant de fautes. Ensuite, nous avons démontré que les deux dentitions n'avaient aucun rapport immédiat entre elles, ce qui détruit le préjugé que la carie des dents de lait se transmet aux dents secondaires encore retenues dans les alvéoles ; puis, après avoir fait apprécier la nécessité de surveiller attentivement la sortie des dents secondaires, nous avons déterminé la période éruptive de chacune d'elles, et terminé par l'aperçu des soins qu'il faut donner aux dents, relativement à l'âge et au sexe des individus.

De la complète indépendance entre la première et la deuxième dentition.

Un fait anatomique, d'une valeur incontestable, prouve qu'il n'existe aucun rapport immédiat entre les deux dentitions.

Dans le fœtus, on trouve tous les germes dentaires : les primitifs sont visibles à l'œil nu ; les secondaires ne peuvent être distingués qu'à l'aide d'une forte loupe.

Les germes des dents sont disposés sur deux plans contenus dans une large gouttière que forment les surfaces internes et externes de l'os maxillaire ; les germes des dents de lait forment le plan le plus rapproché du bord libre du maxillaire et sont contenus séparément dans un étui de texture osseuse ; ceux des dents secondaires, également logés dans une cellule de même nature, composent le deuxième plan séparé du premier par un milieu en travail d'ossification. Aucun rapport par contact ne peut donc exister entre les germes dentaires des deux plans, puisque leur séparation est absolue ; dès-lors, la contagion de la carie est impossible : c'est ce qu'il nous importait d'établir d'une manière précise et convaincante.

Des causes qui produisent la carie des premières dents.

Tous les tissus qui concourent à la formation de

notre organisme sont solidaires les uns des autres, en sorte que nous ne saurions faire un mouvement sans que tout cet organisme ne soit en jeu; ceci est rendu sensible par l'harmonie qui lie tous nos éléments constitutifs, et, comme il n'y a accord qu'entre des parties homogènes, rien d'étranger à notre organisation ne peut exister en nous.

Ainsi, tous nos tissus ont individuellement à souffrir, dans leur développement, d'une influence délétère générale, et, comme les dents primitives s'ossifient pendant cette période de l'existence où l'enfant lutte sans cesse contre les maux qui l'assiégent, elles doivent en être victimes.

Les organes, qui, dans les premières années de l'existence, souffrent des maladies aiguës et chroniques, tendent, en croissant, à revenir à l'état sain avec d'autant plus d'énergie que la vitalité est plus grande. Cette condition d'accroissement est la seule qui assure notre bonne constitution, parce que l'enfant sorti du sein de la mère change si brusquement de milieu qu'il s'opère une presque métamorphose. En effet, l'enfant, qui vivait dans l'eau sans air ni lumière, se trouve instantanément en rapport avec ce dernier agent et en contact avec l'air, dont la pression l'anéantirait s'il ne pénétrait aussitôt dans les poumons. Voici donc un ensemble d'organes qui fonctionnent chez l'enfant au sortir du sein maternel, comme vingt ans plus tard, et à mesure que nous voyons cet enfant grandir, nous constatons l'effort progressif de la nature vers l'amélioration et la perfection de son organisme. C'est à cette prévoyance du Créateur que nous devons l'espoir fondé de modifier la constitution de nos enfants et d'assurer des existences toujours chères à leurs auteurs. Quant aux dents, elles ne sont susceptibles de perfectionnement que jusqu'à l'âge de cinq mois, parce que, s'ossifiant par couches de la circonférence au centre, les premières couches, formées sous l'influence d'un état pathologique, conservent un principe d'altération que la nature ne peut plus modifier.

Nous allons voir, dans le paragraphe suivant, qu'il n'en est pas de même pour les dents secondaires, les seules qu'il importe de soigner, afin de les avoir bonnes et bien diposées.

De la nécessité de surveiller attentivement les phénomènes de la seconde dentition.

Il est d'autant plus important de suivre, dès leur apparition, les phénomènes de la seconde dentition, que toute disposition anormale peut se corriger facilement au début, tandis qu'il peut n'en être plus temps lorsque le vice est ancien.

Tel ou tel défaut qui, dès le principe, paraît être de peu d'importance, dégénère souvent en une difformité plus ou moins fâcheuse : c'est ainsi, par exemple, qu'en laissant chevaucher les dents de la mâchoire inférieure sur celles de la mâchoire supérieure, on arrive à l'anomalie nommée vulgairement *menton de galoche*. Il est encore à remarquer que les dents chevauchées, si désagréables à la vue, sont plus disposées à se carier et plus difficiles à nettoyer. On peut éviter, ou, tout au moins, corriger tous ces inconvénients quand l'œil de la mère s'en aperçoit à temps. Veillez donc, mères, à ce qu'aucun principe de difformité ne se manifeste, à votre insu, dans la bouche de vos enfants, et si quelque disposition anormale surprenait votre surveillance, hâtez-vous de réclamer les soins d'un dentiste éclairé si vous ne pouvez y remédier vous-mêmes. Souvent on se repent d'avoir cédé aux pleurs d'un enfant qui n'apprécie pas encore les avantages d'une denture symétrique et régulière. Une dent vaut plus qu'on ne pense, et cependant, pour éviter des pleurs, on compromet souvent la durée de toute une denture.

Époque de la seconde dentition et manière de la bien diriger.

L'apparition très-variable des secondes dents a ordinairement lieu vers l'âge de sept ans; mais comme ce terme est quelquefois devancé, il est bon d'en être prévenu pour que la surveillance de la mère ne soit point en défaut. Vingt dents doivent être changées; elles sont réparties ainsi qu'il suit : pour la mâchoire inférieure, quatre incisives, dont les deux centrales apparaissent les premières variablement de six à huit ans ; deux canines, sortant vers l'âge de neuf à douze ans, et quatre petites molaires, prenant leur place de neuf à douze ans ; pour la mâchoire supérieure, deux grandes incisives, faisant saillie de sept à huit ans ; deux petites incisives, perçant de huit à dix ans ; deux canines, se montrant de dix à treize ans, et quatre petites molaires, croissant de neuf à douze ans. Tel est le nombre des dents secondaires. Quant aux dents complémentaires, nous en avons douze, dont la sortie est ainsi répartie : quatre grosses molaires (deux à chaque mâchoire), poussant variablement, de cinq à six ans, derrière la grosse molaire de lait ; quatre dents pareilles, se plaçant, vers l'âge de douze ans, derrière celles de cinq ans ; puis quatre dernières, connues sous le nom de dents de *sagesse*, et dont la place est derrière celles de douze ans ; la sortie de ces dents s'effectue dans la période de dix-huit à trente-six ans.

La direction de la sortie d'une denture est soumise à plusieurs règles fondamentales, savoir :

1° Aider la nature sans la prévenir, sauf de très-rares exceptions ;

2° Faire toujours croiser les dents de la mâchoire supérieure sur celles de la mâchoire inférieure ;

3° Disposer la denture de manière à éviter autant que possible que les dents chevauchent ;

4° Ne pas se presser d'ôter les dents de lait ou autres, dont la présence paraît gêner le placement de celles qui doivent les remplacer. Cette dernière règle

est d'une application moins constante et plus difficile,
ainsi que nous allons nous en convaincre.

Sortie des incisives centrales (mâchoire inférieure).

La sortie de ces dents a invariablement lieu derrière les incisives de lait, et comme il importe que
les incisives de la mâchoire inférieure passent sous
les incisives de la mâchoire supérieure, on peut
différer l'extraction des deux dents incisives de lait
jusqu'à ce que les dents secondaires aient atteint le
quart de leur accroissement total. Cette opération
peut être retardée de beaucoup quand la mâchoire
est trop proéminente, ainsi que nous allons le voir.

Sortie des grandes incisives (mâchoire supérieure).

La sortie des grandes incisives suit de près l'apparition des deux incisives de la mâchoire inférieure ;
elles percent, sans exception, en arrière des grandes
incisives de lait. Comme nous avons déjà établi que
les dents supérieures doivent croiser sur les infé-
rieures, il faut, sans délai, ôter les grandes incisives
de lait dès que paraissent les dents de remplacement.
Un seul cas exige l'exception, c'est quand les arcades
maxillaires sont si proéminentes que la physionomie
tient de celle du singe ; alors, on doit attacher un
soin extrême à conserver en place les dents incisives
de lait qui, dans ce cas, retiennent en arrière les
dents de remplacement ; on obtient, par ce moyen,

un aplatissement très-marqué de l'arcade dentaire.
Ce principe s'applique aux huit dents de chaque
mâchoire.

Sortie des incisives latérales (mâchoire inférieure).

La saillie de ces dents succède ordinairement à
celle des grandes incisives; mais quelquefois l'ordre
est interverti, et, quoi qu'il en soit, on doit suivre,
à leur égard, les mêmes indications que pour les
précédentes.

Il arrive assez fréquemment que l'extraction des
dents de lait ne fournit pas la place nécessaire aux
incisives secondaires, on a alors recours à l'avulsion
des dents canines de lait; mais, comme c'est faire
un mal pour en éviter un autre, il convient d'attendre et de surveiller attentivement les efforts des incisives latérales dont la disposition tend à développer
l'arcade dentaire souvent trop étroite.

Sortie des petites incisives (mâchoire supérieure).

La venue de ces dents est soumise aux mêmes
lois que celle des dents précédentes, et les mêmes
considérations doivent y être appliquées. Quelquefois aussi les petites incisives ne peuvent se placer
dans l'espace qu'occupaient les petites incisives de
lait; alors il faut, hors l'exception d'une proémi-
nence exagérée des arcades dentaires, ôter sans
retard les dents canines de lait.

Sortie des petites molaires des deux mâchoires.

La sortie des petites molaires s'effectue norma-
lement, et l'on est rarement obligé d'extraire celles
qu'elles doivent remplacer. Dans l'exception il est
bon cependant d'ôter les dents ou racines qui en
gênent le placement.

Sortie des canines (mâchoire inférieure).

Les canines, dont l'apparition a lieu ordinairement après celle des incisives et des petites molaires, trouvent quelquefois la place occupée, quand
on a été forcé d'extraire les canines de lait pour
faciliter le placement des incisives latérales. Alors,
comme les canines percent toujours en-dessus, il
convient d'attendre, pour bien juger de la disposition qu'elles affecteront lorsqu'elles auront atteint
la moitié de leur accroissement. Dans les cas plus
rares, où les canines de lait sont encore en place,
il convient de les extraire dès l'apparition de celles
qui doivent les remplacer. Si elles n'ont que la
moitié de l'espace qui leur est nécessaire, on choisit
entre l'avulsion d'une incisive ou d'une petite molaire déjà revenue ; mais, comme il est souvent
très-difficile d'apprécier ces considérations, la mère
devra en référer à l'expérience d'un dentiste consciencieux et expérimenté.

Sortie des canines (mâchoire supérieure).

Pour la mâchoire supérieure la marche à suivre est plus rigoureuse ; souvent il arrive que la chute des canines de lait ne laisse point l'intervalle nécessaire au placement des canines secondaires, et comme la force éruptive de ces dents est assez puissante pour faire dévier la petite incisive, il faut, sans délai, extraire la petite molaire ; la canine trouvant de la place se dispose en rang et permet à la petite incisive de s'écarter un peu de la grande : alors les dents antérieures, de serrées qu'elles étaient, se trouvent légèrement espacées, et cela est toujours salutaire. Si nous conseillons d'ôter une petite molaire revenue et non pas la canine secondaire placée en surdent, c'est que la canine complète régulièrement la partie antérieure de la denture ; de plus, cette dent a sur la petite molaire l'avantage de se conserver beaucoup plus long-temps. Dans le cas où l'arcade dentaire est très-ouverte, l'avulsion des canines de lait suffit au parfait placement des canines secondaires.

Telles sont les données que nous avions à fournir sur la sortie des dents secondaires ; néanmoins aussi détaillée que puisse être une description des phénomènes de la seconde dentition, il est des cas dont la rareté rend l'appréciation difficile à celui qui n'a point théoriquement et pratiquement les connaissances spéciales.

*Des soins qu'il importe de donner aux dents
secondaires.*

Cette partie de l'hygiène, quoique des plus importante, est malheureusement traitée avec beaucoup de négligence. En effet, combien de personnes, à l'heure de la toilette, semblent oublier qu'elles ont des dents. Cependant si vous considériez, mères de famille, que nous devons aux dents la première préparation du bol alimentaire ; que de leur bon ou mauvais état dépend celui de l'estomac, et partant la régularité des digestions, vous auriez assurément plus de souci de leur conservation. Défiez-vous du préjugé qui accuse la brosse de déchausser et de faire tomber les dents, car la brosse est le seul instrument dont l'action journalière s'oppose à la cristallisation du tartre sur les dents, principale cause de leur chute.

Les dents sont d'une importance telle que la nature a voulu pourvoir l'enfant, avant l'usage raisonné de ses mouvements, de la faculté de diviser les aliments ; aussi, voyons-nous sortir les dents de lait dès l'âge de cinq à six mois.

Ces ostéides donnés à l'enfant ne sont que provisoires, tant est grande la prévoyance du Créateur; mais, dès que l'enfant arrive à l'adolescence, d'autres dents plus en rapport avec son organisme succèdent aux premières devenues insuffisantes. Eh bien! bonnes mères, ne trouvez-vous pas dans ce fait une preuve évidente de la nécessité de ces ostéides? quel est l'autre organe que le Créateur veuille reproduire? Or, la dent étant l'organe pour lequel le Créateur a fait le plus, il est déraisonnable que ce soit celui pour lequel nous fassions le moins.

Après l'appréciation de l'utilité des dents, jetons un coup d'œil sur la part d'harmonie qu'elles apportent à la physionomie. En effet, n'éprouvons-nous pas un sentiment de répulsion à la vue d'une personne dépourvue de dents? Ce nez, qui semble chercher un point d'appui sur le menton, ne donne-t-il pas aux lèvres affaissées l'aspect d'un gouffre d'où sort péniblemeut une voix éteinte? Ce sont là les signes de la décrépitude des organes et le triste présage de leur dissolution.

Hâtons-nous donc de reconnaître que la malpropreté continue des dents amène cette difformité prématurée qui n'est, le plus souvent, que le résultat de notre insouciance, et nous attacherons plus de prix à la conservation de ces précieux ostéides.

Le premier soin que l'on doit prendre de ses dents, est de les brosser tous les matins, sans exception aucune, et cela, dès qu'elles ont atteint la moitié de leur accroissement (c'est-à-dire vers l'âge de 7 à 8 ans). Loin de nous le préjugé que la brosse a une action fâcheuse sur un émail tendre et non formé; double erreur, la brosse ne peut point actionner les dents, et l'émail en est complétement formé lorsqu'elles sortent des alvéoles. La nature vous dit-elle de ne point manger que vos dents ne soient toutes revenues? Non assurément : eh bien! quel est l'être intelligent qui pourra attribuer plus d'action à la brosse qu'au frottement des dents les unes sur les autres par l'effet de la mastication?

La brosse, venons-nous de dire, n'a aucune action sur l'émail des dents, mais elle a l'inappréciable avantage d'en détacher tout corps étranger : aussi doit-on brosser non-seulement les dents, mais encore le bourrelet de gencives qui les chaussent et les dessinent. Ceci est indispensable pour deux raisons : la première, c'est que le tartre, dont la surface des dents est souvent recouverte, enflamme les gencives ; cette inflammation s'étend de proche en proche jusqu'à la membrane qui fixe la dent au maxillaire, provoque la vacillation de la dent, et comme de la vacillation de cet ostéide à sa chute il n'y a qu'un degré, il est bientôt atteint. La seconde raison est que des gencives non brossées et actionnées par le tartre dentaire s'engorgent, supurent même et répandent une odeur infecte. Le tartre ne se fixe point invariablement au sommet des gencives ; sa production étant due à la cristallisation des sels salivaires, il se dépose sur toute la surface des dents où il se colore en vert, en brun, en noir, etc., suivant la nature des sucs buccaux ou gastriques qui l'oxydent. Ainsi, au lieu d'attendre que le tartre soit formé sur la surface des dents, on doit en empêcher la cristallisation par l'usage journalier de la brosse. Les dents seront alors, par le peu d'instants qu'on leur consacrera, maintenues dans un état de propreté dont on ne tardera pas à apprécier les avantages.

Le choix de la brosse n'est point indifférent ; il faut, pour les enfants qui changent leurs dents, une brosse à poil souple dite *poil de blaireau*, cette souplesse est nécessaire pour disposer insensiblement les gencives à l'action d'une brosse plus ferme.

De l'usage des poudres dentifrices et des élixirs.

La poudre dentifrice doit être composée de substances non acides, peu dures, et présenter différents degrés de qualité, selon l'état du fonctionnement organique de celui qui en fait usage. L'élixir aura pour base un spiritueux chargé de principes anti-scorbutiques, anti-putrides et dépourvu de tout acide, de quelque nature qu'il puisse être.

L'usage de la poudre ordinaire, c'est-à-dire de celle qui est destinée à conserver propres des dents nettoyées, et non à blanchir des dents sales, ne saurait être journalier que chez les personnes dont la salive est tellement surchargée de sels calcaires qu'elle cristalliserait sur les dents en moins de vingt-quatre heures ; pour les autres, il suffit qu'elles s'en servent tous les deux ou trois jours. Nous distinguons les poudres qui blanchissent les dents sales de celles dont l'effet est seulement d'entretenir propre une denture nettoyée ; parce que les premières sont des composés acides dont toutes les personnes qui ont habituellement soin de leurs dents doivent s'interdire l'usage. Cela est tellement vrai , que la poudre d'un pharmacien de Paris (Charlar) a décomposé plus de dents que la carie n'en a détruit dans le même espace de temps. Tels étaient les pernicieux effets de cette préparation à base acide, qui, s'infiltrant dans toutes les circonvolutions des gencives, sillonnait les dents et en sapait les couronnes. Quant aux autres poudres variables selon la santé des sujets , elles seront absorbantes chez les personnes affectées de gastrite, et l'usage en deviendra nécessaire après chaque repas. Pour les personnes disposées à l'atonie, on emploie des poudres astringentes variablement formulées, tandis que pour combattre l'irritation on aura recours à des dentifrices calmants appropriés.

L'effet de l'élixir est de seconder celui de la poudre avec laquelle il doit être en harmonie de composition. La dose est d'une cuillerée à café dans un verre d'eau ; on plonge la brosse dans ce liquide et on frictionne les dents ainsi que les gencives.

Il est d'autres élixirs répandus sous les noms divers d'eau de Botot, d'eau du docteur O. Méara, etc., etc. Ces composés de luxe au moins inutiles n'ont point, comme l'eau de Cologne, le précieux avantage de contenir des essences dont les principes sont si salutaires à la bouche. Indépendamment de ces soins journaliers, il est indispensable d'examiner scrupuleusement sa denture, afin de prévenir les désordres qu'y prépare la carie ; et comme il est rare que l'on puisse soi-même constater à temps l'existence de ces sortes d'altérations, il est bon d'en référer, au moins deux fois par an, à l'expérience d'un dentiste consciencieux : nous insistons sur cette qualité du praticien, parce qu'une bouche est à jamais perdue quand elle devient l'objet d'une spéculation. Cette surveillance doit être très-active chez les sujets de douze à quatorze ans, principalement chez les demoiselles, et, sur ce point, nous appelons de toutes nos forces l'attention de la mère.

La période de douze à seize ans est, pour les demoiselles, une époque transitoire dont les résultats sont souvent la perte des dents ; mais aussi qu'il nous soit permis de faire espérer la conservation de ces organes, quoique sous l'influence d'une cause délétère, si, à cette époque, les mères de famille ont le soin de faire visiter les dents de leurs enfants tous les trois mois. Cette recommandation s'applique aussi aux mères, surtout pendant la gestation ; l'organisme fonctionne alors sous des conditions telles que l'équilibre organique est détruit ; les moindres causes produisent alors l'effet le plus funeste sur les dents, et il n'est pas rare de voir chaque enfant coûter une ou plusieurs dents à sa mère. Ainsi, veillez à la conservation de vos dents, parce que la constitution est héréditaire ; si vous conservez de bonnes dents vous en transmettrez d'excellentes à vos enfants. L'art est puissant quand on en réclame le secours à temps ; et en méconnaitre l'utilité, c'est repousser les moyens de conservation que la Providence offre à l'homme ; c'est se montrer ennemi de soi-même.

De l'usage du rince-bouche.

L'usage de se rincer la bouche après le repas est d'un avantage peu compris ; cependant cette mesure de propreté est indispensable pour détacher toutes les particules alimentaires retenues entre les dents ; de plus, la bouche se trouve purifiée de cette odeur résultant du commencement de décomposition du bol alimentaire. A ce titre, certes bien suffisant pour faire apprécier l'utilité de cette coutume, ajoutons qu'en détergeant ainsi les interstices dentaires, on s'oppose à la formation de ces foyers de décomposition, véritables causes d'un grand nombre de caries. L'eau dont on se sert doit être privée d'acide et seulement aromatisée selon le goût.

De l'usage du cure-dent.

Le choix du cure-dent n'est point indifférent. De tous ceux que l'on a imaginés, les meilleurs sont, sans contredit, ceux de plume, ils sont souples, déliés et très-répandus ; tout autre instrument, tels qu'épingles, canifs, etc., sont nuisibles et doivent être absolument proscrits. L'utilité du cure-dent est de détacher les particules alimentaires retenues entre les dents et de s'opposer à la cristallisation du dépôt salivaire dans les interstices de la denture.

Ici se termine, mères de famille, l'exposé des instructions que j'avais à vous donner dans votre intérêt, et surtout dans celui de vos enfants ; ma tâche est remplie : heureux si ces indications peuvent contribuer à votre bien-être !

DE L'IMPRIMERIE DE BEAU, A SAINT-GERMAIN-EN-LAYE.